BEI GRIN MACHT SICH IHR WISSEN BEZAHLT

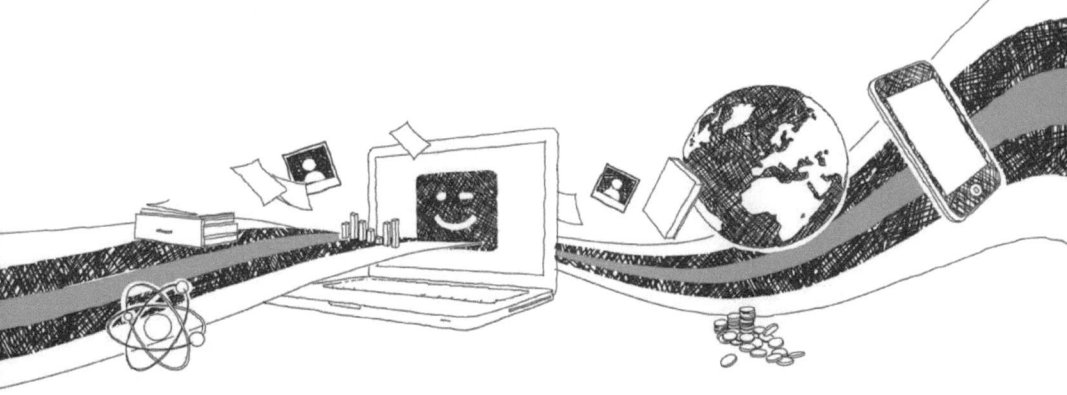

- Wir veröffentlichen Ihre Hausarbeit, Bachelor- und Masterarbeit

- Ihr eigenes eBook und Buch - weltweit in allen wichtigen Shops

- Verdienen Sie an jedem Verkauf

Jetzt bei www.GRIN.com hochladen und kostenlos publizieren

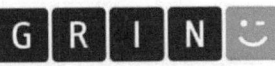

Bibliografische Information der Deutschen Nationalbibliothek:

Die Deutsche Bibliothek verzeichnet diese Publikation in der Deutschen National-
bibliografie; detaillierte bibliografische Daten sind im Internet über http://dnb.d-
nb.de/ abrufbar.

Impressum:

Copyright © 2004 GRIN Verlag
Druck und Bindung: Books on Demand GmbH, Norderstedt Germany
ISBN: 9783638648318

Dieses Buch bei GRIN:

https://www.grin.com/document/24358

Franziska Bittner

Legitimation und Anspruch einer Gesundheitsberichterstattung: Gesundheitsberichte oder Hofberichte?

GRIN Verlag

GRIN - Your knowledge has value

Der GRIN Verlag publiziert seit 1998 wissenschaftliche Arbeiten von Studenten, Hochschullehrern und anderen Akademikern als eBook und gedrucktes Buch. Die Verlagswebsite www.grin.com ist die ideale Plattform zur Veröffentlichung von Hausarbeiten, Abschlussarbeiten, wissenschaftlichen Aufsätzen, Dissertationen und Fachbüchern.

Besuchen Sie uns im Internet:

http://www.grin.com/

http://www.facebook.com/grincom

http://www.twitter.com/grin_com

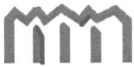

Fachhochschule Neubrandenburg

Fachbereich Gesundheit und Pflege

Studiengang Gesundheitswissenschaften

LEGITIMATION UND ANSPRUCH EINER GBE:

GESUNDHEITSBERICHTE ODER

HOFBERICHTE?

Schriftliche Hausarbeit

Franziska Bittner

04.Februar 2004

Inhaltsverzeichnis

1 Einleitung

Seitens unterschiedlicher Initiativen wurde seit 1970 auf Landes-, Bundes- und Körperschaftsebene versucht, die Informationsgrundlagen der Gesundheitsberichterstattung (GBE) zu verbessern. Diese Versuche zeichnen sich jedoch durch mangelnde Routinisierung, geringe Ressourcen sowie einer problematischen Wahrnehmung im öffentlichen und politischen Rahmen aus. So beruht die Möglichkeit einer staatlichen Gesundheitsberichterstattung auf dem Anspruch, „dass ein auf Sachverstand und Wissenschaft gebautes Urteil möglich ist und dass im demokratischen Prozess die Expertise jenseits von Interessenspartikularität organisiert werden kann"[1].[2]

GBE ist in ihren öffentlich wirksamen Formen durch 2 Extreme gekennzeichnet: (1) Es existiert eine aktuelle Medienberichterstattung über gesundheitsrelevante Belange, die durch Expertendissens, Interessenspartikularität und Emotionalisierung gekennzeichnet ist. (2) Dem steht eine staatliche Berichterstattung gegenüber, „die immer im Verdacht steht, auf der Oberfläche von Politikmarketing und politischer Profilierung als Hofberichte stehen zubleiben "[1].[2]

Aus diesem Grund erhebt die GBE den Anspruch fachlicher Legitimation – zumindest sollte sie das – woraus sich die Notwendigkeit ergibt, diese beiden Extreme zu überwinden. Denn eine derartige GBE ist durch gesundheitspolitische Relevanz ihrer Themen, fachliche Qualität ihrer Informationen und Neutralität gegenüber Partikularinteressen gekennzeichnet.[2]

Im Rahmen dieser Arbeit, soll geprüft werden, ob die derzeitig praktizierte GBE den genannten Ansprüchen gerecht wird, oder ob sie doch eher eine Hofberichterstattung darstellt. Ausgehend von dem Jahresgutachten des Sachverständigenrates der Konzertierten Aktion von 1987 werden die Zielkonflikte zwischen der Ressourcenknappheit und den Zielen der Medizin dargestellt, denen sich ein kurzer historischer Abriss der Entwicklung der GBE in den letzten dreißig Jahren anschließt. Darauf aufbauend wird die aktuelle GBE zur Diskussion gestellt, indem u.a. Fragen nach der Orientierungsfunktion

---

[1] (Borgers, Streich, 1996, S.596)

[2] (Borgers, Streich, 1996, S.596)

der GBE und ihrer Rolle im Rahmen der Öffentlichkeit debattiert werden. Die Arbeit endet mit abschließenden Überlegungen.

2 Ausgangspunkt: Das Jahresgutachten des Sachverständigenrates für die Konzertierte Aktion im Gesundheitswesen

Die Verbesserung des Gesundheitszustandes der Menschen und die damit verbundene Steigerung der Lebensqualität stellt das globale Ziel einer langfristig angelegten Gesundheitspolitik dar. Hierbei steht das gesundheitspolitische Handeln im Spannungsfeld zwischen der Medizin und Ökonomie, da die knappen Ressourcen eine möglichst effiziente und vor dem Hintergrund von Kosten-Nutzen-Erwägungen effektive Mittelverwendung erfordern. Angesichts der Interessenspartikularität der deutschen pluralistischen Gesellschaft, benötigt die Gesundheitspolitik aktuelle Informationen, „die auf bestehende Problemsituationen hinweisen, aufklärend wirken, die gesundheitspolitische Diskussion und die Programmentwicklung fördern sowie rationale Entscheidungs- und Bewertungsprozesse unterstützen helfen"[3].[4]

So forderte der Sachverständigenrat für die Konzertierte Aktion im Gesundheitswesen in seinem ersten Jahresgutachten 1987 den Aufbau einer GBE, die u.a. ökonomische und medizinische Orientierungsdaten reflektieren muss, eine umfangreiche Betrachtung der einzelnen Versorgungsbereiche ermöglicht und zugleich Entscheidungshilfen für Parlamente und Öffentlichkeit bietet.[4]

---

[3] (Hoffmann, Ulrich, 1993, S.33)

[4] (vgl. Hoffmann, Ulrich, 1993, S.33)

2.1 Zielkonflikte zwischen der Knappheit der Ressourcen und den Zielen der Medizin

„Gesundheitspolitisches Handeln steht im Spannungsfeld zwischen Medizin und Ökonomie."[5]

Der Ökonom strebt eine bedarfsgerechte und kostengünstige Versorgung mit Gütern und Dienstleistungen an. Knappe Ressourcen und die grundsätzlich unbegrenzten Bedürfnisse der Konsumenten stellen hierbei zwei wesentliche Ausgangsprobleme dar. Von daher steht das Wirtschaftlichkeitsgebot nicht im Einklang mit den Zielen der Medizin.[6] Zu diesen zählen:

> „(1) vermeidbaren Tod hinausschieben
>
> (2) Bekämpfung, Verhütung, Linderung und Heilung von Krankheit sowie damit verbundenem Schmerz und Unwohlsein,
>
> (3) Wiederherstellung der körperlichen und psychischen Funktionstüchtigkeit,
>
> (4) die Wahrung der menschlichen Würde und Freiheit auch im Krankheitsfall und beim Sterben."[5]

Je knapper jedoch die Ressourcen – die eine Gesellschaft für die Gesundheitsversorgung bereit ist aufzubringen – umso stärker treten Kosten-Nutzen-Erwägungen in den Vordergrund[6] und „umso mehr geraten die Leistungserbringer, die Arzneimittelhersteller und die Produzenten medizinisch-technischer Geräte unter Rechtfertigungszwang."[5] Das bedeutet, dass die Maßnahmen – bei einer relativen Verknappung der Mittel – nach Maßgabe ihrer Gesundheitswirksamkeit getroffen werden sollten. Finanzielle Ressourcen sind demnach nicht nur nach effektiven Kriterien einzusetzen, sondern auch nach effizienten. In diesem Sinne berücksichtigt eine ganzheitlich ausgerichtete Gesundheitsberichterstattung (GBE) nicht nur den medizinischen, sondern auch den ökonomischen Aspekt.[6]

„Diese Auseinandersetzung soll durch *Orientierungsdaten* erleichtert werden; das ... Spannungsverhältnis zwischen der grundsätzlichen Knappheit der Ressourcen und

---

[5] (Sachverständigenrat für die Konzertierte Aktion im Gesundheitswesen, 1987, S.23)

[6] (vgl.: Sachverständigenrat für die Konzertierte Aktion im Gesundheitswesen, 1987, S.23)

den Möglichkeiten der Medizin soll durch Orientierungsdaten zumindest partiell eine rationale Grundlage erhalten."[5]

Von daher besteht das Ziel darin, intersubjektiv nachvollziehbare Daten und statistische Grundlagen zu schaffen, um so die Diskussion zu versachlichen, ohne dabei aber den notwendigen Abwägungsprozess überflüssig zu machen. Im Sinne einer Kosten-Nutzen-Abwägung sollen medizinische und ökonomische Orientierungsdaten den „schwierigen Prozess der Güterabwägung" von eingesetzten Mitteln und erreichten Zielen erleichtern.[6]

2.2 Was bedeutet GBE im Sinne des Sachverständigen-rates?

Die zentrale Aufgabe der GBE besteht nach Auffassung des Sachverständigenrates für die konzertierte Aktion im Gesundheitswesen in der Bestandsaufnahme der Gesundheitsversorgung nach den Teilbereichen: Krankheitsarten, Regionen und Bevölkerungsgruppen. Ein solches Berichtsystem ist mit der gesamtwirtschaftlichen Gesamtrechnung vergleichbar, da die Kenntnisse über die wirtschaftliche Entwicklung eines Landes ohne GBE unzureichend wären.[7]

Zu wichtigen Bestandteilen einer GBE zählen:

⇨ „Bevölkerungsentwicklung (Demographie), auch gesondert für die Versicherten in der GKV,

⇨ Gesundheitsstand (Morbidität, Mortalität),

⇨ Angebot an Gesundheitseinrichtungen bzw. -leistungen (Kapazität),

⇨ Inanspruchnahme von Gesundheitsleistungen bzw. -leistungen (Nutzung),

⇨ Finanzielle Situation im Gesundheitswesen (Finanzlage),

⇨ Krankenversicherungsschutz (Versichertenstatus)."[8]

So zählen aber auch Modellrechnungen, Prognosen und die Abschätzung von Entwicklungstendenzen langfristig zu den Aufgaben einer GBE. Langfristig gilt es ein Berichtsystem zu entwickeln, das umfassende, fortschreibungsfähige und schlüssige Orientie-

---

[7] (vgl. Sachverständigenrat für die Konzertierte Aktion im Gesundheitswesen, 1987, S.24)

[8] (Sachverständigenrat für die Konzertierte Aktion im Gesundheitswesen, 1987, S.24)

rungsdaten für die wichtigsten Gesundheits- und Versorgungsprobleme der Bevölkerung bereitstellt. [7]

Mit Blick auf die noch folgende Diskussion – GBE eine Hofberichterstattung (Orientierungsfunktion der GBE) – gilt es nun kurz darauf einzugehen, welche Daten zu den Orientierungsdaten im Sinne des Sachverständigenrates zählen:

- „Daten im Sinne von *statistischen Befunden und Zahlenangaben* (Ergebnisse der Gesundheitsberichterstattung in Form von Gesundheitsindikatoren und Modellrechnungen),
- Daten als *unabhängige Sachverhalte* (z.b. die Knappheit der Ressourcen oder das Gesundheitswesen als Wirtschafts- und Wachstumsfaktor),
- Daten im Sinne von *(politisch) vorgegebenen Zielen* (z.b. einnahmeorientierte Ausgabenpolitik),
- Daten im Sinne von *wirtschaftlichen und finanziellen Rahmenbedingungen* (z.b. Finanzlage und Krankversicherungsschutz),
- Daten im Sinne von *Empfehlungen* (z.b. medizinischer Handlungsbedarf)."[9]

Bei Orientierungsdaten handelt es sich also um Informationen, die – sowie sie mit Bewertungen verbunden sind – durchaus Weisungscharakter aufweisen können. Sie dienen der Orientierung der Verantwortlichen für die *Weiterentwicklung des Gesundheitswesens* und stärken bei der zukünftigen Gestaltung des Gesundheitswesens deren Autonomie.[10]

Seitens der Politik und Selbstverwaltung gilt es mit Hilfe von Orientierungsdaten Prioritäten zu setzen, sodass in Anlehnung an diese, gesundheitspolitische Entscheidungen zu treffen sind. Auf diese Weise kann ein qualitativ hochwertiges Berichtwesen als diagnostisches Hilfsmittel, sowie Instrument zur Beurteilung von Effizienz und Effektivität der Gesundheitsversorgung fungieren und somit zur Entscheidungsfindung beitragen.[11]

---

[9] (Sachverständigenrat für die Konzertierte Aktion im Gesundheitswesen, 1987, S.27)

[10] (vgl. Sachverständigenrat für die Konzertierte Aktion im Gesundheitswesen, 1987, S.27)

[11] (vgl. Sachverständigenrat für die Konzertierte Aktion im Gesundheitswesen, 1987, S.145)

Hieran anlehnend erfolgt nun ein kurzer historischer Abriss über die Entwicklung der GBE innerhalb der letzten dreißig Jahre, woraus der derzeitige Aufbau der GBE hervorgeht.

3 Die Entwicklung der GBE von 1870/71 bis 2003 – ein kurzer historischer Abriss

Die historische Reflexion der GBE in Deutschland umfasst die Zeit des Deutschen Kaiserreiches, das Dritte Reich, die Nachkriegszeit bis zu den 70ern, die 80er sowie die Neuzeit. Anhand dessen wird deutlich, welche Entwicklung die GBE seit 1870 genommen hat und durch welche Umstände die derzeitige Lage begünstigt wurde.

3.1 Phase 1: Das Deutsche Reich

Bereits mit der deutschen Reichsgründung 1870/71 bestand das Interesse der Reichsführung darin, „"wirksame Maßregeln zur Abkehr, Bekämpfung von Seuchen, wie überhaupt zur Förderung der Gesundheit" [3][12] zu treffen". Zu diesen Zwecken wurde 1876 das Kaiserliche Gesundheitsamt eingerichtet und ein Jahr später die Wochenschrift „Veröffentlichungen des Kaiserlichen Gesundheitsamtes" ins Leben gerufen. Das Ziel der Wochenschrift bestand darin, das statistische Zahlenmaterial wie auch Beobachtungen des Gesundheitsamtes weiteren Kreisen zugänglich zumachen. So wurde damals bereits der Zusammenhang zwischen einer leserfreundlichen Gestaltung und der Akzeptanz der Publikation erkannt.[13]

Im Jahr 1894 erschien das kostenpflichtige „Gesundheitsbüchlein" als Beitrag zur Förderung der Volkswohlfahrt. Hinter dieser Publikation verbarg sich u.a. die Überzeugung, dass bei jedem Gebildeten ein gewisses Maß an Kenntnissen auf dem Gebiet der Gesundheitslehre und -pflege vorrausgesetzt werden kann.[14]

Dreizehn Jahre später (1907) erschien schließlich der erste „Reichsgesundheitsbericht" mit dem Titel „Das Deutsche Reich in gesundheitlicher und demographischer

---

[12] ([3]~ Kaiserliches Gesundheitsamt; Kaiserliches Statistisches Amt, (1907) Das Deutsche Reich in gesundheitlicher und demographischer Beziehung. Von Puttkamer & Mühlbrecht, Berlin)

[13] (vgl. Riedmann, 2000, S. 594)

[14] (vgl. Riedmann, 2000, S. 595)

Beziehung". Die mit Reichsgründung beklagte Uneinheitlichkeit der Daten konnte im Laufe der Jahre beseitigt werden. Der Bericht belegt beispielhaft, „wie frühzeitig die Notwendigkeit gesehen wurde, gesundheitspolitisches Handeln durch statistische h-formationen zu untermauern."[15] Unter sozialmedizinischen und sozialdemographischen Gesichtspunkten reflektiert er in umfassender Weise das Deutsche Reich.[16]

3.2 Phase 2: Das Dritte Reich

„Trotz der Publikationsvielfalt und des hohen Zielgruppenbewusstseins der Gesund-heitsbehörde befand und befindet sich die Bundesrepublik Deutschland gegenüber an-deren entwickelten Industrieländern heute im Rückstand." [15]
Denn Sozialmedizin und Epidemiologie fielen als „Mutterdisziplinen" einer zielführenden GBE zum Opfer, „die von ideologischer und rassistischer Verfolgung durch den Fa-schismus geprägt war." [15] Wenn denn dann eine wissenschaftliche Beratung in der Gesundheitspolitik statt fand, dann nur über die Klinische Medizin, so dass der Eindruck entstehen konnte, Gesundheitspolitik erschöpfe sich „"in der Steuerung und Finanzie-rung der Summe der je individuellen Krankheitsbehandlungsfälle." ([6][17], S.324)." [15]

3.3 Phase 3: Von der Nachkriegszeit bis zu den 70ern

1969 kündigte die Bundesregierung in ihrer Regierungserklärung die Verbesserung des Datenmaterials über die gesundheitliche Lage der Bevölkerung an. Ein Jahr später wur-de ein analytisch angelegter Bericht, der die gesundheitlichen Entwicklungen der deut-schen Bevölkerung sowie einen internationalen Vergleich durch die Bundesregierung einschloss veröffentlicht. Allerdings fand der Bericht in dieser Form in den Folgejahren keine Fortsetzung. 1977 erschienen die „Daten des Gesundheitswesens". Dieses Zah-lenwerk war zwar partiell informativ, nach allgemeiner Auffassung jedoch für umfas-sende Aussagen ungeeignet. [16]

---

[15] (Riedmann, 2000, S. 596)

[16] (vgl. Riedmann, 2000, S. 596)

[17] ([6] ~ Rosenbrock R (1993) Gesundheitspolitik. In: Hurrelmann K, Laaser U (Hrsg.) Gesund-heitswissenschaften. Handbuch für Lehre, Forschung und Praxis. Beltz, Weinheim; S 317-346)

3.4 Phase 4: Die 80er – Ein Neubeginn

In dieser Zeit traten Forderungen nach der Entwicklung einer GBE verstärkt in den Vordergrund, da sich die Landesregierungen – angesichts der von ihnen geforderten Entscheidungen – mit Informationsdefiziten konfrontiert sahen. Eine parlamentarische Anfrage im Bundestag zur Effizienz des deutschen Gesundheitswesens brachte 1985 letztlich Bewegung in die Neubelebung der GBE. In den darauf folgenden zwei Jahren unterzog der Sachverständigenrat für die Konzertierte Aktion im Gesundheitswesen den verfügbaren Datenbestand der Bundesrepublik unter methodischen und inhaltlichen Kriterien einer kritischen Bewertung. Im Ergebnis dessen wies das Berichtswesen der Bundesrepublik eine Reihe von Datendefiziten auf, die es galt zu verbessern.[18]

Es existierte ein Fülle von amtlichen und nichtamtlichen Statistiken, so dass die Datenlandschaft eher einem „inhomogenen Datenberg" glich, bei dem sich viel angesammelt hatte, aber wenig zusammenpasste. Zudem wiesen Validität, Analyse und Präsentation der Daten Mängel auf, der Datenzugang erwies sich als unzureichend. Aus diesem Grund wurde 1987 ein Projekt gestartet, das eine Bestandsaufnahme der Datenquellen und einen Konzeptvorschlag für die künftige GBE erarbeiten sollte[19]. Anfang 1989 legte die Forschungsgruppe einen Schlussbericht – mit einem Unfang von 1600 Seiten – vor, so dass das Bundesministerium für Bildung, Forschung und Technologie (BMBF) und das Bundesministerium für Gesundheit (BMG) für einen 5-jahres-Zeitraum rd. 25 Millionen DM (~12,5 Mio. Euro) zur Verfügung stellten. In diesem Zeitraum sollte ein thematisch umfassendes und in sich geschlossenes Berichtsystem geschaffen werden, das von Dauer ist und, das von den beteiligten Bundesbehörden später routinisiert wird. Die GBE des Bundes hatte ehrgeizige Ziele. Für alle wichtigen Themenbereiche und Fragenkomplexe des Gesundheitswesens sollten Daten und Hintergrundinformationen bereitgestellt werden. Von folgenden Themenkomplexen galt es ein adäquates Bild wiederzugeben, das auch der thematischen Vernetzung Rechnung trug:

- Gesundheitszustand und Gesundheitsverhalten der Bevölkerung
- Verbreitung von Krankheiten und Risiken

---

[18] (vgl. Riedmann, 2000, S. 597)

[19] Im Rahmen des Programms „Forschung und Entwicklung im Dienste der Gesundheit" wurde auf Bundesebene eine Forschungsgruppe mit dem Projekt „Aufbau einer GBE – Bestandsaufnahme und Konzeptvorschlag" beauftragt. (vgl. Riedmann)

- Inanspruchnahme von Gesundheitsleistungen
- Kosten und Ressourcen des Gesundheitswesens.[20]

„Wert [wurde] auf eine unabhängige und wissenschaftlich fundierte Berichterstattung gelegt, die auf Zahlen und Fakten [beruhte] und breite Nutzerschichten [ansprach]."[21]

Die Daten sollten leicht zugänglich sein und anschaulich präsentiert werden. Im Mittelpunkt standen aussagefähige Kennziffern und eine auf das Wesentliche verdichtete Darstellung. Zudem sollte eine enge Anknüpfung an die Berichterstattung der Länder und der verschiedenen internationalen Organisationen erfolgen. Da es ein einheitliches Berichtssystem, dass für alle Fragen und Fragensteller gleichermaßen ausführliche Antworten bereithält, kaum geben kann, wurde sich auf ein gegliedertes System der GBE verständigt, das aus mehreren Teilen besteht und unterschiedliche Nutzergruppen anspricht. So stützt sich die GBE des Bundes im Wesentlichen auf drei Säulen:

(1) der Gesundheitsbericht für Deutschland (Basisberichte)[22]

(2) Spezialberichte[23]

(3) Das Informations- und Dokumentationszentrum „Gesundheitsdaten" (IDG)[24].[25]

1998 wurde schließlich der erste – und bis dato auch letzte – Gesundheitsbericht für Deutschland veröffentlicht.

---

[20] (vgl. Hoffmann, Ulrich, 1999, S.111f.)

[21] (Hoffmann, Ullrichm 1999, S.111)

[22] erscheinen regelmäßig - „Im Vordergrund stehen dabei die gesundheitliche Lage, Krankheiten, Gesundheitsverhalten und Gesundheitsrisiken, Ressourcen, Leistungen, Kosten und Finanzierung des Gesundheitswesens." (Riedmann, 2000, S. 597)

[23] Ergänzung der Basisberichte - „...greifen Themen von speziellem Interesse auf, über die nicht regelmäßig berichtet werden muß und kann." (Riedmann, 2000, S. 597)

[24] um alle datentechnischen Informationen zu erfüllen (vgl. Riedmann, 2000, S. 597)

[25] (vgl. Hoffmann, Ulrich, 1999, S.113, 114)

3.5　Phase 5: Die Routinephase

Nach dem Erscheinen des ersten Gesundheitsberichtes für Deutschland, trat die Gesundheitsberichterstattung des Bundes in die Routinephase – mit dem Ziel, die Berichterstattung im zweiten Halbjahr 2000 weiterzuführen.[26]

„Die GBE des Bundes versteht sich als interdisziplinäres Projekt und trägt damit der Komplexität sowohl des Bereiches Gesundheit wie auch dem pluralistischen und dezentralen deutschen Gesundheitssystem Rechnung."[27] Abbildung 1 veranschaulicht den strukturellen Aufbau der GBE des Bundes:

Abbildung 1: Der strukturelle Aufbau der GBE des Bundes

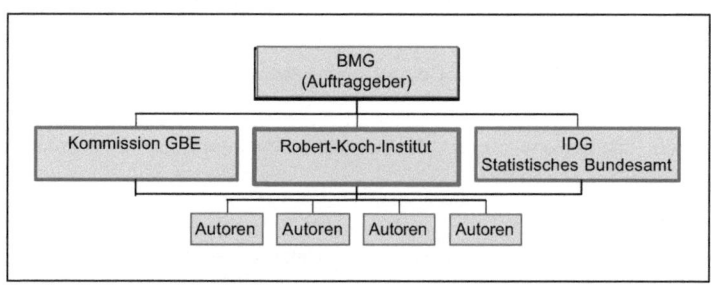

Quelle: T. Ziese, 2000, S.602

Das *Robert-Koch-Institut (RKI)* trägt die organisatorische und inhaltliche Verantwortung für das Berichtwesen und ist für die Gesamtkoordination zuständig. Das Statistische Bundesamt betreibt das IDG, das als Serviceleistung verstanden wird und auf kostenlose Datenlieferung angewiesen ist. Für die Berichterstattung werden von daher auch nichtamtliche statistische Quellen mit hinreichender Qualität genutzt.[28] Darüber hinaus kommt dem Statistischen Bundesamt die Aufgabe einer kontinuierlichen Qualitätssicherung der Informationsbasis zu.[29]

---

[26] (vgl. Ziese, 2000, S. 600)

[27] (Ziese, 2000, S.602)

[28] (vgl. Hoffmann, Ulrich, 1999, S. 118, 119)

[29] Meiner Meinung nach liegt hier ein Widerspruch vor. Wie kann die Qualität der Informationsbasis gewahrt bzw. erreicht werden, wenn andererseits auch statistische Quellen mit „hinreichender" Qualität genutzt werden.

Das Ziel der GBE besteht darin, jährlich aktualisierte Gesundheitsberichte zu veröffentlichen, die auch neue Kapitel enthalten: Zudem sind weitere Spezialberichte sowie eine dynamische Fortentwicklung der Informations- und Datenbasis geplant. Darüber hinaus wird eine engere Zusammenarbeit mit Wissenschaft, Forschungsinstituten und externen Fachgremien angestrebt.[30]

Im weiteren sollen nun die bisher dargestellten Verläufe der GBE kritisch betrachtet werden. Dem schließen sich kritische Fragestellungen an die GBE an. Zu guter letzt wird die GBE hinsichtlich ihrer Legitimation hinterfragt und mit dem Vorwurf einer Hofberichterstattung konfrontiert:

4 Die GBE zur Diskussion gestellt

Es gilt nun die gescheiterte Phase der Routinisierung zu reflektieren und die GBE im Rahmen der Öffentlichkeit zu beleuchten:

4.1 Das Scheitern der Routinisierung

Anlehnend an die Projektfortführung der GBE auf Bundesebene auf weitere 5 Jahre, musste zu diesem Zeitpunkt (1992) festgestellt werden, dass die Klärung konzeptioneller Fragen bis dato nicht nennenswert vorangekommen war. Konzeptionen einer zukünftigen GBE auf Bundesebene lagen demnach noch nicht vor. Es blieb somit zu hoffen, „dass mit der Festlegung auf die Ausarbeitung eines Pilot-Gesundheitsberichts ein Prozeß des learning-by-doing einsetzen würde, an dessen Ende die notwendigen strukturellen Voraussetzungen für eine kontinuierliche Fortsetzung der Berichterstattung hätten stehen können."[31] Diese Hoffnung hat sich nicht erfüllt, so dass sich gerade darin das Scheitern des Ende 1997 abgeschlossenen Projekts ausdrückt.[32]

---

[30] (vgl. Hoffmann, Ulrich, 1999, S. 118)

[31] (Borgers, Streich, 1999, S. 38)

[32] (vgl. Borgers, Streich, 1999, S.38)

So stellt der erste Gesundheitsbericht Deutschlands „in seiner Konzeption, Bearbeitung und Ausgestaltung [lediglich] eine umfangreiche Kopie des schon zu Beginn des Jahrzehnts vorgestellten Gesundheitsberichts des Landes NRW dar."[33] Was dort nicht zur Routine wurde, „wird auf Bundesebene mit der Verlagerung künftiger Arbeiten in das RKI nur noch semantisch weitergeführt."[33]

„Welche Schlüsse sind aus der Arbeit am Bundesgesundheitsbericht zu ziehen?"[34]

Die Arbeit folgte einer in Nordrhein-Westfalen erprobten Methodik. Allerdings wurde für das Bundesland ein eher schlankes Verfahren gewählt, das auf einer breiten Beteiligung von Experten als Autoren einzelner Berichtskapitel unter Anleitung einer wissenschaftlichen Redaktion in einem Fachinstitut basierte. „Auf Bundesebene wurde dieses Verfahren [jedoch] durch ein formelles System von Beiräten und Prüfvorgängen aufgebläht."[34] Der Legitimationsgewinn durch diese Verfahren und den großen Kreis der beteiligten Personen ging jedoch mit „unerträglich" langen Bearbeitungszeiten und somit auch mit dem oft kritisierten Aktualitätsproblem einher. In vielen Fällen führte die Prozedur nicht zu mehr Qualität, sondern eher zu einer Banalisierung von Aussagen. Es bedarf demnach einer Entbürokratisierung des Verfahrens, durch welchem die vor- und nachgelagerten Prozeduren verstärkt ins Visier genommen werden und weniger die Beteiligung der Experten als Autoren.[35]

„Wie kann eine Orientierungsfunktion der Berichterstattung erreicht werden?"[36]

„Der Begriff „Orientierung" drückt eine spezifische Qualität fachlicher Beratung der Politik aus, die Einfluss einerseits ermöglicht und andererseits beschränkt." [36] Das Ziel besteht darin, die Politik durch analytischen Sachverstand zu rationalisieren, der sich nachprüfbarer Fakten bedient. Die politische Handlungsfähigkeit bleibt dabei erhalten. Die Politik kann und sollte sich demzufolge nicht hinter irgendwelchen „Sachzwang-

---

[33] (Borgers, Streich, 1999, S.37)

[34] (Borgers, Streich, 1999, S. 39)

[35] (vgl. Borgers, Streich, 1999, S. 39)

[36] (Borgers, Streich, 1999, S.38)

Konstruktionen" verstecken. [35] Das bedeutet, dass sich die Politik beispielsweise nicht vom Lobbyismus der Pharmaindustrie verzerren lassen darf. Entscheidungen sollten vielmehr nach rationalen Kriterien getroffen werden – beispielsweise unter Abwägung von Effizienz und Effektivität (Kosten-Nutzen-Analyse) im Gesundheitswesen.

Würde BE bedeuten, dass Ergebnisse wissenschaftlicher Forschung an die Politik vermittelt werden, so könnte BE auch als reines Transferinstrument begriffen werden, „das sich der Dynamik von Forschungsaktivitäten anpasst und spezifische Leistungen auf Qualitätssicherung nach methodisch-statistischen Standards sowie auf Überset-zungsarbeit nach dem Vorbild eines seriösen Wissenschaftsjournalismus be-schränkt."[34] Allerdings folgt der Informationsbedarf der Politik anderen Regeln und be-schränkt sich eben nicht nur auf Fragen, „zu denen jederzeit umfassend gesicherte Forschungsergebnisse präsentiert werden können." [34]

„Sich auf den Informationsbedarf der Politik einzulassen bedeutet vielmehr, deren pri-märes Recht der Formulierung von Fragen anzuerkennen."[34]

So verlangt die Kommunikation zwischen fachlicher Expertise und Politik eine wechsel-seitige Annäherung aber auch Anerkennung der Vermittlungsnotwendigkeit von „prakti-scher und kritischer Vernunft".[35] Das bedeutet, dass eine praktisch qualitativ hochwerti-ge Zusammenarbeit zwischen Politik und Expertise erforderlich ist, die allerdings kri-tisch reflektiert werden muss. Es sollte darauf geachtet werden, dass eine objektive und rationale GBE erfolgt und Verzerrungen der Entscheidungsprozesse vermieden wer-den. Das Spannungsverhältnis zwischen beiden kann jedoch nicht restlos aufgelöst werden. Werden Sachargumente und politisches Kalkül zu sehr miteinander vermischt, so geht die Orientierungsfunktion der BE tendenziell verloren. Eine Hofberichterstattung droht. Praktisch gesehen, ist das Orientierungsproblem der GBE eher in einer Informa-tionsüberflutung von Politik und Öffentlichkeit als in einem Informationsmangel zu se-hen. Dies gilt sowohl für das Feld der Forschung und wissenschaftlichen Publikationen, aber auch für die Vielzahl der Informationen, die das Gesundheitswesen selbst produ-ziert.

Zudem spielen die Interessen der Beteiligten und das mediale Vermarktungspotential des Themas Gesundheit eine bedeutende Rolle.[35]

„Die Orientierungsleistung einer GBE besteht in einer sachlich begründeten Kanalisierung und Filterung dieses Informationsflusses – in der Formulierung fachlich begründeter Urteile, an die sich die Politik „halten" kann."[34]

In diesem Kontext soll nun die GBE in Relation zu der Öffentlichkeit hinterfragt werden:

4.2 GBE und Öffentlichkeit

„Die aktuelle Berichterstattung über gesundheitsrelevante Belange, so wie sie in Fachpublikationen und mehr noch in den Massenmedien präsentiert wird, ist gekennzeichnet durch Expertenwissen, Interessenpartikularität, Emotionalisierung usw."[37]

Der Unterhaltungswert dieser Informationsflut ist relativ hoch. Denn Medien finden stets neues Material, um das Interesse der Konsumenten abzufangen. „Betrachtet man sie unter dem Gesichtspunkt einer Orientierungsfunktion von Berichterstattung, dann stellt sie sich eher als Alptraum dar." [37]

Wie extrem einzelne Positionen auseinanderfallen und wie schwierig es ist für Gesundheitspolitiker und Laien die Desinformationen von den wahren richtigen Informationen zu differenzieren, zeigt sich an einigen Beispielen aus jüngster Zeit:

- „Tschernobyl bzw. Strahlen und gesundheitliche Folgen – ihre extrem verstandene Deutung [1][38]
- BSE als reine Potentialität und mögliche Realität
- Cholesterin: Die größte Bedrohung der Volksgesundheit (lt. Ehemaligem BGA) oder einer der großen Mythen des 20. Jahrhunderts? [2][39] (näheres dazu siehe Anmerkungen und Anhang)
- Kuren und Gesundheitsförderung als unseriöse Praktiken und statt dessen Bypass für alle bis zum Jahr 2000 mit fraglicher größerer Effizienz [3][40]."[37]

---

[37] (Borgers, Streich, 1996, S. 597)

[38] [1] ~ Kellerer, A. M.: Zwischen Fortschrittsglauben und nuklearer Furcht. Anmerkungen zur Risikodiskussion im Strahlenschutz. In: Mensch und Umwelt. GSF-Forschungszentrum. Neuherberg (1993) 29-32.

[39] [2] ~ Borgers, D., M. Berger (Hrsg.): Cholesterin – Risiko für Präventiv- und Gesundheitspolitik. Blackwell Wissenschafts-Verlag, Berlin, Wien 1995.

Eine Aufklärung der Widersprüche durch eine Ausweitung der Forschung mit dem Ziel der Verbesserung vorhandener empirischer Grundlagen ist illusorisch, zumal sie wiederum von „interessierter Seite" vorgetragen wird.

In desem Zusammenhang ist der Begriff der „Hofberichterstattung" aufzuführen. Mit diesem soll eine andere „Lösung" des Orientierungsproblems angedeutet werden. Das bedeutet, dass hierbei weniger eine Ausweitung der Informationsproduktion angestrebt wird, vielmehr eine Selektion der Ergebnisse.[41]

So liegt eine Hofberichterstattung vor, wenn a) eine absolutistische Kontrolle über den Informationsfluss gegeben ist, b) eine strikte Trennung zwischen Innen- und Außenwelt herrscht und c) die Informationen auf eine reine Repräsentationsfunktion reduziert werden.[41]

Im Sinne einer objektiven GBE ist eine Hofberichterstattung „selbstverständlich" ausgeschlossen. Das Ziel besteht vielmehr darin, eine Berichtsform zu schaffen, „die sich durch gesundheitspolitische Relevanz ihrer Themen, fachliche Qualität ihrer Informationen und Neutralität gegenüber Partikularinteressen auszeichnet"[42].

Im folgenden soll nun geprüft werden, in wie weit bisherige Ansätze einer GBE auf Bundes- und Länderebene diesen Ansprüchen gerecht werden. So sollte eine professionelle Routineberichterstattung „immer gleiche", aber dennoch relevante Themen behandeln.[41]

Zu diesem Zwecke knüpfen wir an das Jahr 1987 an – der Einrichtung des Sachverständigenrates: Denn dieser richtete seinen Blickwinkel nicht nur auf die technokratische Verbesserung von Informationssystemen, sondern vielmehr auch auf eine bessere, expertengestützte analytische Durchdringung des Gegenstandes. Abgesehen von dem Gutachten dieses Gremiums, so wurde die GBE seither hauptsächlich auf Lan-

---

[40] [3] ~ Rosenbrock, R.: Öffentlicher Brief an Bundesminister Seehofer. In: Dr.med.Mabuse (1993) 102 (1996) 32 – 35.
[41] (vgl. Borgers, Streich, 1996, S. 597)
[42] (Borgers, Streich, 1996, S. 597)

desebene praktisch vorangetrieben. Aus diesen Anstrengungen sind schließlich Gesundheitsberichte sowie eine Auswahl von Indikatoren hervorgegangen.[43]

**„Wie sind diese nun in bezug auf das Problem Hofberichterstattung zu beurtei-
len?"[44]**

Am „augenfälligsten" manifestiert sich Hofberichterstattung im Gesundheitswesen in
einer Art „Broschürenwesen" zur Selbstdarstellung von Politik und Institutionen. Dieses
„Broschürenwesen" ist nicht durch mangelnden Umfang gekennzeichnet, sondern
durch die Art des Arbeitsprozesses. „In optisch modernisierter Verpackung und mit eher
phrasenhafter Kommentierung werden immer gleiche Aussagen gemacht, deren be-
kannteste die vom Rückgang der Infektionskrankheiten und der zunehmenden Bedeu-
tung von chronischen Krankheiten ist."[44] Andere Aktivitäten erfolgen i.F. einer routine-
mäßigen Geschäfts-Berichterstattung, die vom Roten-Kreuz, über jedes Krankenhaus
bis zu den einzelnen Gesundheitsämtern geleistet wird. Hier finden sich detaillierte Lei-
tungsdokumentationen und Selbstdarstellungen. Da die Primärdaten von Institutionen
immer häufiger auf PC`s aufbewahrt werden, findet auf dieses Weise eine „natürliche"
Modernisierung statt. Interessierte erhalten zudem die Möglichkeit auf die detaillierten
Informationen per Diskette oder CD-Rom zuzugreifen.[45]
An der Zunahme von Zahlenmaterial herrscht von daher eigentlich kein Mangel, „auch
wenn auf Spezialgebieten nach wie vor eklatante Lücken zu finden sind"[46].

Ausgehend von einer gesundheitspolitischen Orientierungsfunktion von Berichterstattung, sollte diese jenseits der aufgeführten Aktivitäten (also Selbstdarstellung etc.) lie-
gen.[47]

**Was bedeuten nun aber diese Aussagen für die orientierende GBE des Öffentli-
chen Gesundheitswesens bzw. Gesundheitsamtes?[47]**

---

[43] (vgl. Borgers, Streich, 1996, S. 598)

[44] (Borgers, Streich, 1996, S. 598)

[45] (vgl. Borgers, Streich, 1996, S. 598 f.)

[46] (Borgers, Streich, 1996, S. 599)

[47] (vgl. Borgers, Streich, 1996, S. 599)

GBE kann „diese Orientierungsfunktion für das Gesundheitswesen wahrnehmen", wobei es „fast gar nicht" über eigene Aktivitäten berichten darf. Zudem kann das Gesundheitsamt diese Funktionen bei vorhandener Intelligenz leisten - es muß sich eine solche Funktion jedoch erst erarbeiten. Hierzu benötigt es personelle Kapazität sowie ein deutliche Umorientierung. Das bedeutet „weg von praktischen Dienstleistungen und hin zu Analyse-, Intelligenz- und Politikberatungsfunktionen"[46].

„Manche bezweifeln, ob dies möglich ist, aber diese Zweifel beruhen auf mehr Resignation vor den praktischen Schwierigkeiten als auf einer allgemeinen Ansicht, dass dies grundsätzlich nicht möglich wäre."[46]

„Die auf Ebene der Länder und des Bundes bisher unternommenen Versuche zeichnen sich durch Zaghaftigkeit, mangelnde Routinisierung, geringe Ressourcen sowie mangelhafte Wahrnehmung im öffentlichen und politischen Raum, geringe fachliche Qualität und analytischen Tiefgang wie auch Politikfähigkeit der Analysen aus. Man könnte zur Schlussfolgerung kommen, dass der Staat nicht in der Lage war, hier eine Entwicklung voranzutreiben, die bis heute in unkoordinierter Weise, aber besser durch Wissenschaft und Journalismus geleistet wird."[46]

So führt die mediale Präsenz von Gesundheitsthemen zu einer Situation, „in der staats- und amtsgeborene Texte nicht über x-beliebige tägliche Analysen in den Medien hinauskommen"[46].[47]

„Warum muß die GBE auf einer von Gesundheitsstatistik und Datenproduktion getrennten Ebene weiterentwickelt werden?"[48]

Das technische Ziel besteht darin, alle Mikro-Vorgänge und ihre Resultate in großen Datenbasen (jede/r Diagnose, Medikation, Krankenhausaufenthalt, finanzielle Transaktion, Tod usw.) abzuspeichern. Systeme wie die Health-Data-Warehouses ermöglichen

---

[48] (Borgers, Streich, 1999, S.39)

es, vordringende Fragestellungen bis in die kleinsten und abwegigsten Gebiete empirisch-statistisch zu beantworten.[49]

„Gemessen an solchen Visionen ist die deutsche Situation [jedoch] durch eine unkoordinierte Fülle von Daten gekennzeichnet, deren Zugangs- und Auswertungsmöglichkeiten häufig sehr beschränkt sind."[48]

Die primäre Aufgabe der GBE sollte dennoch nicht darin bestehen, stets nach den neusten Datensystem zu streben bzw. die Bereitstellung der Daten selbst zu organisieren. So sind Institutionen, deren Tagesarbeit aus der Produktion von Datenkörpern besteht (wie z.B. das Statistisches Bundesamt: Gesundheitsstatistik, Robert-Koch-Institüt (RKI): Gesundheitssurvey, Krebsregister), als Träger der GBE eher ungeeignet.[49] „Ihre Eigeninteressen tendieren jeweils dahin, nicht der neu gestellten Aufgabe Profil zu verleihen, sondern aus ihr ein Projekt der Datensammlung und Tabellenerstellung und des Verkaufs der eigenen Produktion mit dem „Gesundheitsbericht" zu machen."[48] Unter solchen Vorraussetzungen gehen in Entwicklung und Betrieb von Datenbasen oft 90% der Ressourcen ein, „die konzeptionellen und praktischen Erfordernisse der „Produktion von Berichterstattung" erscheinen demgegenüber nur noch als Problem einer Umrahmung von Zahlenwerken mit Text (-versatzstücken)"[48]. So beschränkt sich ihr Inhalt meist auf Standardsätze, die „besonders im Bereich Gesundheit so beliebt sind"[48].[49]

„Welche Reichweite und gesundheitspolitische Relevanz hat Berichterstattung durch eine Bundesoberbehörde?"[48]

Der in dem Verfahrensvorschlag aus dem Jahr 1999 eingeschlagene Weg reagierte auf die genannten Erfahrungen und näherte sich dem ursprünglich in Nordrhein-Westfalen gewählten Weg. Von daher ist dieser durch fachliche und wissenschaftlich-redaktionelle Qualifikation einer eher kleinen Redaktion gekennzeichnet, die für Effizienz und Effektivität der BE steht. In diesem Sinne kam das für die Zukunft geplante Verfahren der Entbürokratisierung entgegen.

Die Frage der Legitimation und des politischen Prozesses der BE wird hingegen durch eine „amtliche" Version beantwortet – nämlich mit einer Bundesoberbehörde! Damit

---

[49] (vgl. Borgers, Streich, 1999, S.39)

entspricht diese Lösung exakt derjenigen, „die Anfang des Jahrhunderts durch Verein-barungen zwischen dem statistischen Reichsamt und dem Reichsgesundheitsamt vorgenommen wurde"[50]. „Was damals aber eine adäquate Lösung des medizinalstatis-tischen Problems auf Reichsebene war"[50] ist heute längst überholt![51]

Das Gesundheitswesen – und insbesondere das Sozialversicherungssystem – sind mittlerweile zu einer solchen Differenziertheit erwachsen, dass eine derartige Organisa-tionsform eher wie die „Negation" (Ablehnung) eines umfassenden BE-Anspruchs er-scheinen kann. Die GBE kann rein formell bei dem RKI angesiedelt bleiben, obgleich dies von der fachlichen und politischen Symbolik eher ungeschickt wäre. Die politische und fachliche Identität der GBE benötigt vielmehr eine institutionelle Anbindung, die sichtbar macht, dass alle für das Gesundheitswesen Verantwortung tragenden dieser Sache dienen [– also einer objektiven GBE –] und dass es um die Regulierung der Ver-sorgung geht „– und nicht um die epidemiologische, sozialmedizinische oder behör-denorientierte Darstellung von Gesundheitsproblemen bzw. institutseigenen Aktivitäten auf diesem Gebiet"[50].[51] [52]

Für die Durchführung einer BE ist es von daher besonders wichtig, „dass der kommu-nikative politische Raum, in dem sie stattfinden muß, durch entsprechende Qualifikatio-nen in der sie tragenden Organisation strukturell vertreten ist"[50].[51] Das bedeutet, dass sowohl Bereitschaft, über (konzeptionelle ...) Probleme zu sprechen wie auch eine ent-sprechende Sachkompetenz vorhanden sein müssen.

---

[50] (Borgers, Streich, 1999, S.40)

[51] (vgl. Borgers, Streich, 1999, S.40)

[52] Kritische Anmerkung zu dem Zitat: Nach dieser Aussage wird eine epidemiologische, sozial-medizinische o. behördenorientierte Darstellung von Gesundheitsproblemen ausgeschlossen. Ist dies nicht aber unzulässig? Denn GBE bedeutet doch auch Gesundheitsprobleme aus epidemio-logischer und sozialmedizinischer Perspektive zu betrachten. So müsste wenn, „nicht nur" ge-schrieben werden! In Anlehnung an Borgers/Streich 1996, S. 599 könnte die Kritik jedoch abge-schwächt werden: „Eine zu enge epidemiologische Sicht führt häufig dazu, dass die über Gesund-heitsrisiken und Gesundheitsschutz hinausgehenden Themen nicht oder nicht adäquat behandelt werden." Zudem sollte die behördenorientierte Darstellung von Gesundheitsproblemen durchaus ausgeschlossen werden, denn das würde ja wiederum Hof-BE implizieren!

Darüber hinaus sollte die Beschaffung und Bereitstellung von Daten außerhalb angesiedelt sein. So kann die Weiterentwicklung von Datenkörpern und ihre Vernetzung, sowie die quantitative und qualitative Verbesserung der Gesundheitsstatistik lediglich Hinweise und Orientierungen durch die GBE erhalten.[51] In diesem Sinne hat GBE losgelöst von der Datenbeschaffung zu fungieren und sich der wissenschaftlichen Evaluation des Datenmaterials zu widmen. Die Daten werden hingegen unabhängig und objektiv herangeschafft.

„Ein entwickeltes Gesundheitswesen produziert Daten und andere Informationen in unüberschaubarer Vielfalt, Tiefe und Breite."[50] So wird wahrscheinlich niemand wollen, „daß eine Bundesoberbehörde sich auf diesem Feld in hergebrachter Weise beteiligt - als Konkurrent der vielen freien Institute, Institute an Universitäten, im Bereich der Verbände usw."[50] Das dort vorhandene reichhaltige Fachwissen könnte stattdessen durch spezifische Aufträge genutzt werden. Das Organisationsmodell (siehe Abb. 1) ist demnach mit einem Geburtsfehler[53] behaftet, der zwar theoretisch durch entschiedene Vorkehrungen behebbar ist, aber droht aufgrund der inneren Gesetze der Institutionen wirksam zu bleiben. Der Geburtsfehler lässt eine „Verarbeitung der eigenen Besitzstände und die Beschränkung des Horizonts auf dessen Vermarktung erwarten, nicht aber den Blick auf das Objekt Gesundheit und Gesundheitswesen in seiner Totalität"[50].[51]

„Welche alternativen Organisationsmöglichkeiten existieren?"[50]

„Die aktuell beabsichtigte Organisation der künftigen Berichterstattung auf Bundesebene orientiert sich primär an einer Internalisierung von Arbeits- und Abstimmungsroutinen und steht damit in deutlichem Gegensatz zur Mehrzahl der sonstigen, dem Bereich der Wirtschaft und des Sozialen zuzurechnenden Berichterstattungen (Streich 1998)."[50]
So bietet die Praxis unterschiedlicher BE`s (z.B. Bildungs- und Jugend-BE) die Gelegenheit, verschiedene Teilelemente zu identifizieren und zu einer Modelalternative zusammenzuführen.[51]

---

[53] Meiner Meinung nach handelt es sich bei diesem „Geburtsfehler" um die Abhängigkeiten der Institutionen von der Politik, so dass eine 100-prozentig objektive GBE wahrscheinlich utopisch sein dürfte.

Hierzu zählt erstens die Trennung von Kompetenzen entsprechend dem Vorbild des Sachverständigenrat-Modells, welches die (1) inhaltliche Ausrichtung der Berichterstattung und ihre (2) operationale Umsetzung betrifft. Erstere könnten einem *unabhängigen Experten-Gremium* zugeordnet werden, letztere einer Bundesgeschäftsstelle GBE.[51]

Zweitens könnte eine institutionelle Anordnung der Geschäftsstelle erfolgen, die den primären Zugriff durch die fachliche Leitinstanz sichert und konterkarierende Zugriffsmöglichkeiten ausschließt. Eine Eingliederung in staatliche Behörden wäre demnach nur akzeptabel, wenn fachliche Unabhängigkeit gewährleistet ist.[51]

Schließlich könnten Regularien für Auskunfts- und Anhörungsrechte, der an der Berichterstattung beteiligten Experten aufgestellt werden.[51]

„Eine Lösung, die einer Realisierung der genannten Vorschläge bereits recht nahe käme, wäre die Zuordnung der GBE zum Sachverständigenrat für die Konzertierte Aktion im Gesundheitswesen oder einem ähnlichen Gremium."[50]

5 Abschließende Überlegungen

Die Kernfrage, die sich aus der Themenbearbeitung für mich ergibt, lautet:

Ist die Realisierung einer objektiven und unabhängigen GBE realisierbar oder vielmehr eine Illusion?

In dem Moment, in dem Institutionen mit der Zielsetzung einer objektiven GBE neu geschaffen werden, kommt es hier über kurz oder lang zu Abhängigkeiten. Denn Institutionen bzw. Forschungseinrichtungen finanzieren sich i.d.R. nicht aus sich selbst heraus, sondern sind auf externe Finanzierungsquellen angewiesen. Aus diesem Grund werden automatisch Hierarchien entstehen, aus denen Abhängigkeiten resultieren.

In diesem Sinne stellt sich mir die Frage, ob dieser Verlauf nicht vielleicht in der Natur des Menschen begründet liegt, so dass – wenn dem so wäre - dieser Konflikt zwischen Interessenspartikularität und einem reinen objektiven unabhängigen Datentransfer (Orientierungsfunktion von Daten) nicht lösbar ist.

So kann die Wissenschaft nicht der Wissenschaft wegen existieren; Sie kann also nicht getreu dem Motto agieren: „Bewegung ist alles, das Ziel ist nichts". Das bedeutet, dass die Wissenschaft stets in einem praktischen Kontext steht und stehen wird und sich deshalb früher oder später Abhängigkeit – unabhängig welchen Ausmaßes – ergeben werden.

Anmerkungen

Abschließend möchte ich auf meinen Versuch hinweisen, aktuelle Beispiele für eine Hofberichterstattung aufzuführen. Zu diesem Zweck habe ich die täglich erscheinenden Presse-Mailings des Bundesministeriums für Gesundheit und Soziale Sicherung zur Gesundheit nach möglichen Hinweisen durchsucht – allerdings ohne Erfolg.

Zuzüglich dessen, setzte ich mich mit Dieter Borgers und Waldemar Streich in Kontakt, in dem ich sie telefonisch bat, mir diesbezüglich weiterzuhelfen. Ersteren sprach ich u.a. auf die sogenannte „Cholesterinlüge" an und ob es nicht möglich ist, anhand dessen ein Beispiel für Hofberichterstattung zu finden. Herr Dr. Borgers schickte mir daraufhin u.a. den Artikel „Alle Menschen werden Patienten", der unter www.surfmed.de abrufbar ist (siehe Anhang). Aus diesem Artikel geht hervor, dass der Wirkstoff Satin den Cholesterinspiegel senkt. Die Ursache für das Cholesterinphänomen sieht Borgers darin, dass nach einem Herzinfakt Cholesterin in Gefäßwänden gefunden wurde. Von seither wird die Senkung des Cholesterins mit der Reduktion der Herzinfarktrate in Verbindung gesetzt. So war man jahrzehntelang der Auffassung, dass der Verzicht tierischer Fette und anderer cholesterinhaltiger Nahrungsmittel den Cholesteringehalt und damit das Herzinfarktrisiko senken würde. Alle großen Ernährungsstudien gingen dahingehend mit unbefriedigenden Ergebnissen einher. Satine senken bei Männern zwischen 40 und 70 Jahren das Herzinfarktrisiko um 30 Prozent – 2 Gläser Rotwein täglich haben denselben Effekt. Bei Patienten über 70 Jahren kann die Cholesterinsenkung durch Statine sogar mit einer verkürzten Lebenserwartung einher gehen.

Eine objektive GBE würde diesen Fakten zu folge, nicht nur die Rate der Cholesterinreduktion durch einen Wirkstoff wiedergeben, sondern auch die Herzinfarktrate und eventuell auch die Lebensdauer. Inwieweit dies praktiziert wird, ist mir leider nicht bekannt.

Herr Dr. Borgers verwies mich nach Beendigung unseres Telefonates an seinen Kollegen Waldemar Streich, dem ich dieselbe Frage stellte. Auch Herr Streich konnte mir auf die Schnelle keine handfesten Beispiele (z.B. i.F. eines Berichtes oder Artikels) für eine Hofberichterstattung liefern. Er meinte, das es nicht einfach sei, eindeutige konkrete Beispiele für eine Hofberichterstattung zu finden. Am schwierigsten erweist sich der Versuch auf Bundesebene; die Berichterstattung auf Landes- und Kommunalebene ist vergleichsweise besser zur kritischen Reflexion geeignet. Einzelne Berichte müssten dahingehend geprüft werden, ob sie z.B. eine „heile Welt" im Bereich der Prävention bei

Kindern und Jugendlichen darstellen, ob Formulierungen „geglättet" und wiederspruchs-
frei sind, ob wichtige Sachverhalte „schöngefärbt" oder gar weggelassen wurden.

Aus diesem Grund war es für mich – im Rahmen dieser Arbeit – nicht möglich, Beispiele für eine Hofberichterstattung aufzuzeigen. Vielleicht ist dies im Rahmen einer ander-
weitigen Hausarbeit möglich.

1 Anhang

"Alle Menschen werden Patienten"
surfmednews, 20.08.01

Durch die Festlegung extrem niedriger Idealwerte für Cholesterin schlägt die moderne Medizin eine gefährliche Richtung ein, sagt der Bremer Sozialmediziner Dieter Borgers im Interview mit surfmedNews.

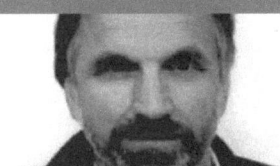

Dieter Borgers: Rentabler als eine Goldgrube

Was bringt es denn eigentlich, Cholesterin zu senken?

Das ist eine Frage, die schon Rudolf Virchow vor mehr als 100 Jahren interessierte. Weil man nach Herzinfarkten in der kalkigen Plaque der Gefäßwände Cholesterin fand, dachte man, dass die Reduktion dieser Substanz - die mit Fetten nicht das geringste zu tun hat - günstige Auswirkungen hat. Also predigte man jahrzehnte lang den Verzicht auf tierische Fette und andere cholesterinhaltige Nahrungsmittel, wie zum Beispiel Eier, so als handele es sich um einen Schadstoff.

Und wie war der Erfolg?

Das ist ja das seltsame. Alle großen Ernährungsstudien sind katastrophal ineffizient bis unwirksam ausgegangen. Es zeigte sich keinerlei günstiger Einfluss der Cholesterinvermeidung. In den 80er Jahren war das Thema dann schon ziemlich tot, galt in der Wissenschaft als "unfruchtbare Hypothese". Dann kam 1987 Merck mit seinem Wirkstoff Lovastatin und hat alles überrannt.

Woran liegt es denn, dass Statine so gepriesen werden?

Wahrscheinlich daran, dass früher die cholesterinsenkenden Medikamente schlimmer waren als die Krankheit selbst, sodaß 1976 beispielsweise Clofibrat vom damaligen Bundesgesundheitsamt in Deutschland verboten wurde. Lovastatin hatte erstmals kaum Nebenwirkungen. Die Entdeckung des Wirkmechanismus wurde mit einem Nobelpreis geehrt. Letztes Jahr hat einer der Statin-Hersteller in den USA sogar um die Genehmigung angesucht, dass er sein Mittel rezeptfrei anbieten darf. Und es stimmt ja auch, die Ergebnisse der großen Studien klingen formell hervorragend, vor allem für Männer zwischen 40 und 70 Jahren bei denen eine 30prozentige relative Senkung des Herzinfarkrisikos erreicht wurde. Um dies in der richtigen Perspektive zu sehen, muß man allerdings wissen, dass zwei Gläser Rotwein pro Tag dies ohne Nebenwirkungen und ohne Arzt billiger erreichen. Die Natur schert sich eben wenig darum, ob ein Molekül verschreibungspflichtig ist.

Das heisst aber, dass es prinzipiell doch etwas bringt, wenn der Cholesterinspiegel gesenkt wird?

Na ja, so einfach ist es nicht. Wir haben gesehen, dass Statine auch dort günstige Einflüsse haben, wo der Spiegel schon ganz unten ist. Statine haben eine ähnliche Ursprungsquelle wie Penicillin, sind sogar Produkte aus derselben Pilz-Familie und so gibt es auch eine chinesische Nahrungsmittel - den roten Reis, Monascus purpureus, - der wie ein Statin wirkt und chemisch gesehen auch ein Statin ist. Möglicherweise ist die Cholesterinsenkung nur eine Nebenwirkung der Statine und die Hauptwirkung ist noch gar nicht bekannt ist. Man diskutiert einen mögliche günstige Wechselwirkung mit bestimmten Proteinen oder auch dämpfende, entzündungshemmende Einflüsse auf das Immunsystem.

An Lipobay sind vor allem ältere oder multimorbide Menschen gestorben. Wo bleibt hier der günstige Einfluss?

Von außen gesehen meint man immer, die Medizin müsse eine besonders exakte Wissenschaft sein. Aber jeder, der Naturwissenschaft macht, weiß, dass die Dinge in Wahrheit schrecklich komplex sind. Natürlich müssen bei Medikamenten die positiven Aspekte überwiegen, aber dieser Effekt kann sich in gewissen Gruppen genauso selbstverständlich umdrehen. Bei älteren Menschen ist es so: Jede Senkung des Cholesterinspiegels bei Patienten über 70 Jahren verkürzt die Lebenserwartung.
Nach der modernen Philosophie der Evidenz-basierten Medizin hätte Bayer eine Studie machen müssen, die beweist, dass ihr Statin, nicht nur den Cholesterinspiegel senkt, sondern wirklich die Herinfarktrate reduziert. Doch Bayer ist diesem Test ausgewichen, weil er teuer ist und fünf Jahre Marktverzögerung bedeutet hätte. Derartige Studien sind vom Gesetzgeber leider nicht vorgeschrieben. Wozu also sollte Bayer diesen Harzard eingehen?

Statine verkürzen also die Lebenserwartung älterer Menschen. Trotzdem werden gerade hier die Medikamente massenhaft verschrieben. Wie passieren derartige Fehler?

Das liegt daran, dass sich hier der PR-Apparat scheinbar verselbständigt hat. Noch nie wurde mit Medikamenten mehr verdient, als mit Statinen. Pfizer erzielt mit seinem Marktführer einen Jahresumsatz von 12 Milliarden Mark. Dagegen ist eine Goldgrube absolut unwirtschaftlich, weil die Produktion der Wirksubstanz praktisch umsonst ist. Fast der gesamte Umsatz steht also für Marketing und Profitmaximierung zur Verfügung. Und damit ergibt sich natürlich ein wahnsinniges Werbebudget. Viele Medizinprofessoren leben da ganz gut davon und die Öffentlichkeit wird richtiggehend zugemüllt mit Propaganda.

Die Amerikaner kleben ja sogar schon einen Aufkleber "cholesterinfrei" auf die Bananen...

...ja, und ihren Hunden geben sie Lipitor-Tabletten. Das ist nicht der amerikanische Traum sondern der Alptraum! Sie glauben mittlerweile, dass Cholesterin ein Teufel ist, den man von der Erde vertreiben muss. Erst kürzlich haben die Gesundheitsbehörden die Empfehlungen für einen idealen Cholesterinspiegel auf derart niedrige Werte gesenkt, dass nahezu die gesamte Bevölkerung Medikamente nehmen müsste. In Wahrheit könnte keine einzige Zelle im Körper des Menschen ohne Cholesterin existieren. Aber in dieser allgemeinen Stimmungslage schwärmen die Pharma-Vertreter aus und erobern neue Märkte. Und das sind eben nicht mehr die Männer mittleren Alters, wo Statine erwiesenermaßen nützen, sondern Patientengruppen, wo die Wirkung nicht gesichert ist oder im Gegenteil, die Cholesterinsenkung sogar schadet: Dazu gehören alte Menschen, Multimorbide, Frauen, Alkoholkranke und HIV-Patienten. Bayer ist erst spät in den Markt eingetreten und hat dadurch auch viel mehr "Risikopatienten". Die europäische Arzneimittelbehörde in London versucht derzeit, Genaueres herausfinden. Und die Konsequenz könnte durchaus eine europäische Antwort sein, die nach dem Gleichheitsgrundsatz und dem Vorsorgeprinzip ein Verbot aller Statine beschließt.

Kann es sein, dass amerikanische Interessen hinter dem Schlag gegen Bayer stecken?

Hier steckt niemand - hoffentlich - dahinter. Die Vorgänge waren aber schon erstaunlich, weil die Nebenwirkung seit Jahrzehnten bekannt ist und Bayer noch am Jahresanfang die Dosierung und die Kontraindikation mit Gemfibrozil auf dem Beipackzettel verschärft hat. In der EU sind jedenfalls alle reichlich sauer, dass sie die Sache aus der Zeitung erfahren haben. Denn die muskelzersetzende Wirkung ist ja nicht auf Lipobay beschränkt. Das ist eine gar nicht seltene Nebenwirkung aller Statine, die aber nur unter ganz besonderen Bedingungen zum Tode führt.

Welches sind die allgemeinen Probleme von Medikamenten, die aus der ganzen Bevölkerung ein Klientel des Arztes machen?

Die letzten 20 Jahre haben die Pharmaindustrie gründlich verwandelt. George W. Merck , der Gründer von Merck meinte noch: We try never to forget that medicine is for the people. It is not for the profits. The profits follow, and if we remember that, they have never failed to appear. Heute ist die Industrie aber längst in einem Zustand ähnlich der Filmbranche. Das Geld wird mit den sogenannten Blockbusters verdient, die nach reinen Marktgesetzen entwickelt werden. Dies verzerrt die gesamte Entwicklung der Medizin und führt an den Abgrund: auf der einen Seite bedeutet das in der Folge den finanziellen Ruin für die Gesundheitssysteme, auf der anderen Seite wird der Nutzen der Medizin damit ad absurdum geführt
Nach dieser neuen Logik der Medizin ist es zwingend, zumindest alle reichen Bewohner des Planeten zu Patienten zu machen.

Das Gespräch führte Bert Ehgartner

Priv. Doz. Dr. med. Dieter Borgers arbeitet am Zentrum für Sozialpolitik der Universität Bremen. Er befasst sich seit vielen Jahren mit dem Thema Cholesterin. Dazu veröffentlichte er unter anderem: Borgers Dieter: Cholesterin: Das Scheitern eines Dogmas. Die mangelnde Effizienz einer individualmedizinischen Präventionsstrategie. WZB (Hrsg.) Berlin: Edition Sigma, 1993. 184
S.Cholesterin: Risiko für Prävention und Gesundheitspolitik. Borgers D, Berger M (Hrsg.) Berlin: Blackwell, 1995.

Quelle: www.surfmed.de, [Stand:12.12.2003]

Literaturverzeichnis

Borgers, Dieter; Streich, Waldemar: Legitimation und Anspruch einer Gesundheitsberichterstattung: Gesundheitsberichte oder Hofberichte? In: Gesundheitswesen 58. Georg Thieme Verlag Stuttgart New York. 1996. 596-601.

Borgers, Dieter; Streich, Waldemar: Zur Diskussion gestellt: GBE auf Bundesebene
– Zehn Fragen als Wegweiser für eine Neukonzeption. In: Arbeit und Sozialpolitik. Band 53. Heft ½. Nomos-Verlag-Gesellschaft. 1999. S. 37-41.

Hoffmann, Ulrich: Zum Aufbau einer nationalen Gesundheitsberichterstattung: In:
Wirtschaft und Statistik. 1/1993. Metzler-Poeschel. 1993. 33-42.

Hoffmann, Ulrich: Ziele und Stand der GBE des Bundes. In: allgemeines Statistisches Archiv 83. Vandenhoeck & Ruprecht 1999. S.111-118.

Sachverständigenrat für die Konzertierte Aktion im Gesundheitswesen: Jahresgutachten 1987. Medizinische und ökonomische Orientierung. Vorschläge für
die Konzertierte Aktion im Gesundheitswesen. 1.Auflage. Baden-Baden 1987.

Riedmann, K.: Die historische Entwicklung der Gesundheitsberichterstattung in
Deutschland. In: Bundesgesundheitsblatt – Gesundheitsforschung –
Gesundheitsschutz. 2000. 43. Springer-Verlag. 2000. S. 594.

Ziese, T: Beginn der Routinephase. Gesundheitsberichterstattung des Bundes. In:
Bundesgesundheitsblatt – Gesundheitsforschung – Gesundheitsschutz 2000.
43. Springer Verlag. 2000. S.600-604.

Internetquellen

Borgers, Dieter: Alle Menschen werden Patienten. www.surfmed.de. Stichwort:
Cholesterin. www.surfmed.de/news/49f115fc96a6f81ca2941b1130c7db. Stand:

[12.12.2003].

Eidesstattliche Erklärung

Ich erkläre an Eides Statt, dass ich die vorliegende Arbeit selbständig und ohne Benutzung anderer als der angegebenen Hilfsmittel angefertigt habe. Die aus fremden Quellen direkt oder indirekt übernommenen Gedanken habe ich als solche kenntlich gemacht.

Ort, Datum   Unterschrift

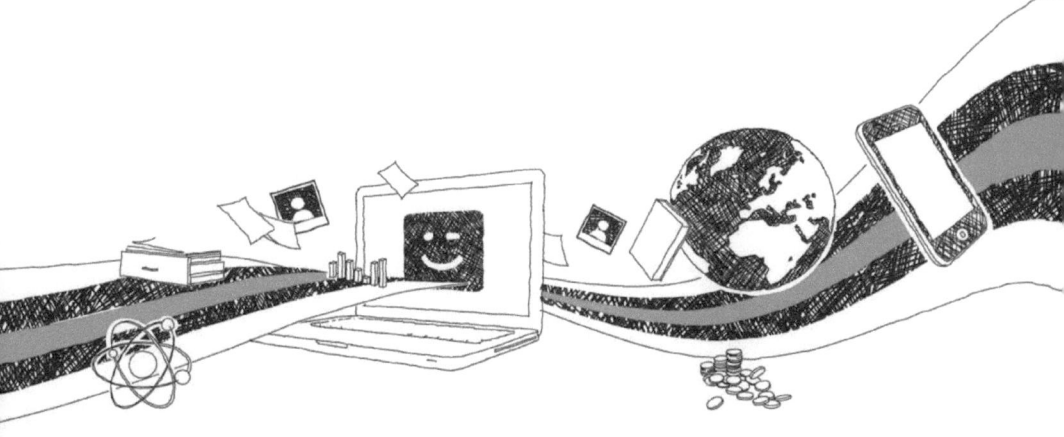
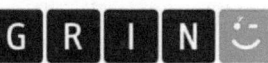